手足口病家庭消毒
指导手册

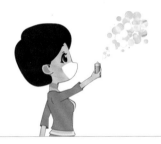

编　著　北京市丰台区疾病预防控制中心

主　审　李　洁

主　编　张建军

副主编　黄儒婷　李晓桂　胡微微

人民卫生出版社

图书在版编目（CIP）数据

手足口病家庭消毒指导手册/张建军主编.－－北京：
人民卫生出版社，2018

　ISBN 978-7-117-27856-0

　Ⅰ.①手…　Ⅱ.①张…　Ⅲ.①手足口病－防治－手册
Ⅳ.①R512.5-62

中国版本图书馆 CIP 数据核字（2018）第 293245 号

人卫智网	**www.ipmph.com**	医学教育、学术、考试、健康，购书智慧智能综合服务平台
人卫官网	**www.pmph.com**	人卫官方资讯发布平台

手足口病家庭消毒指导手册

主　　编：张建军
出版发行：人民卫生出版社（中继线 010-59780011）
地　　址：北京市朝阳区潘家园南里 19 号
邮　　编：100021
E － mail：pmph @ pmph.com
购书热线：010-59787592　010-59787584　010-65264830
印　　刷：北京盛通印刷股份有限公司
经　　销：新华书店
开　　本：889×1194　1/32　印张：1.5
字　　数：30 千字
版　　次：2019 年 1 月第 1 版　2019 年 1 月第 1 版第 1 次印刷
标准书号：ISBN 978-7-117-27856-0
定　　价：18.00 元

　打击盗版举报电话：010-59787491　E-mail：WQ @ pmph.com
　（凡属印装质量问题请与本社市场营销中心联系退换）

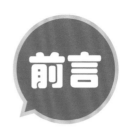

前言

　　儿童关系着国家和民族的未来，如何为其提供一个安全、健康的成长环境，是家长、学校、公众、媒体和政府部门高度关注的问题。手足口病是我国法定报告管理的丙类传染病，其发病率高，传染性强，对儿童、尤其是幼儿危害较大。丰台区手足口病发病率历年来均居于北京市前列，防控形势十分严峻。防控手足口病需要采取综合措施，做好消毒工作是切断手足口病传播途径，预防疾病传播的重要措施之一。

　　为了提高公众对手足口病的防控意识，使每一个人都成为手足口病防控工作的主动参与者，我中心特编写了《手足口病家庭消毒指导手册》，以宣传手足口病相关知识，使家庭更好地掌握正确的预防和消毒常识，从而达到切断手足口病病毒传播途径，保护儿童健康的目的。

北京市丰台区疾病预防控制中心

2018 年 11 月

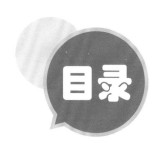

目录

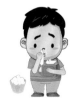

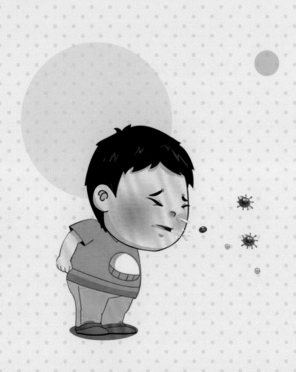

什么是手足口病

1

一、简介

　　手足口病是由多种人肠道病毒引起的一种儿童常见肠道传染病，是我国法定报告管理的丙类传染病。发病以 5 岁及以下儿童为主，尤以 3 岁及以下儿童发病率最高。

　　全年均可发生，一般 5~7 月为发病高峰，发病后一周内传染性最强。

1. 手足口病病原体

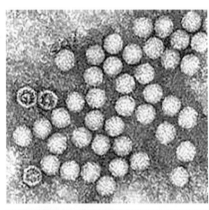
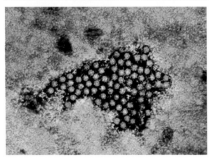

　　引起手足口病的病毒属于小 RNA 病毒科肠道病毒属，包括柯萨奇病毒 A 组（CVA）、B 组（CVB）的一些型别和肠道病毒 71 型（EV71）、埃可病毒（ECHO）等，其中以柯萨奇病毒 A 组 16 型（CVA16）和肠道病毒 71 型（EV71）较为常见。

2. 肠道病毒的特点

（1）肠道病毒适合在湿、热环境下生存与传播。

（2）肠道病毒在 4℃ 可存活 1 年，−20℃ 可长期存活，在外环境中可长期存活。

（3）肠道病毒对紫外线和干燥环境敏感。

（4）各种氧化剂（高锰酸钾、84 消毒液、漂白粉等）、碘酒以及 56℃ 持续 30 分钟可以灭活肠道病毒，75% 酒精不能将其灭活。

二、临床表现

手足口病潜伏期为 2～10 天，平均 3～5 天，病程一般 7～10 天。

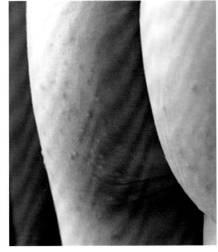

患儿急性起病，发热，口腔黏膜出现散在疱疹，手、足和臀部出现斑丘疹、疱疹，可伴有咳嗽、流涕、食欲缺乏等症状。部分患儿无发热，仅表现为皮疹或疱疹。一般预后良好。

少数病例，特别是

EV71 感染患儿，可出现脑膜炎、脑炎、脑脊髓炎、神经源性肺水肿等，病情凶险，可致死亡或留有后遗症。

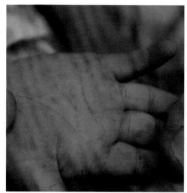
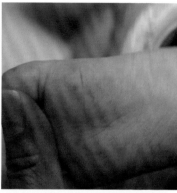

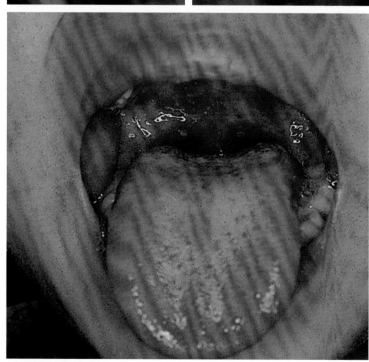

三、流行病学

1. 传染源

　　人是人肠道病毒的唯一宿主，患者和隐性感染者是手足口病的传染源。发病前数天，在感染者咽部与粪便就可检出病毒，发病后一周内传染性最强。

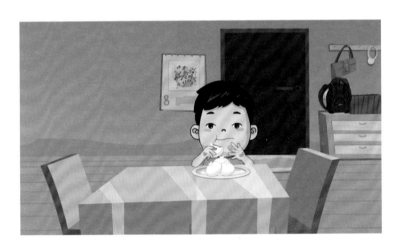

2. 传播途径

　　肠道病毒可通过胃肠道（粪－口途径）传播，也可通过呼吸道（飞沫、咳嗽、打喷嚏等）传播，亦可因接触患者口鼻分泌物、皮肤、黏膜疱疹液或被污染的手及物品等造成传播。

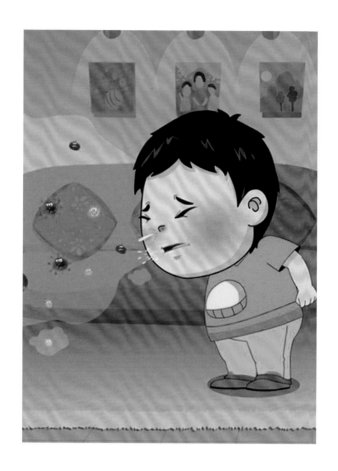

3. 易感性

人对人肠道病毒普遍易感，感染发病以 5 岁及以下儿童为主，尤以 3 岁及以下儿童发病率最高。因导致手足口病的病原体种类和血清型多样，一次发病后有可能再次发病。

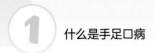

4. 流行特征

　　手足口病的流行无明显地区性。全年均可发生，一般 5 ～ 7 月为发病高峰，托幼机构等易感人群集中的单位可发生暴发。

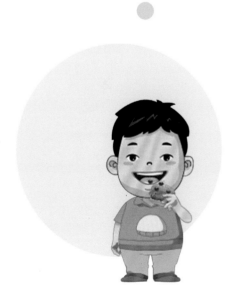

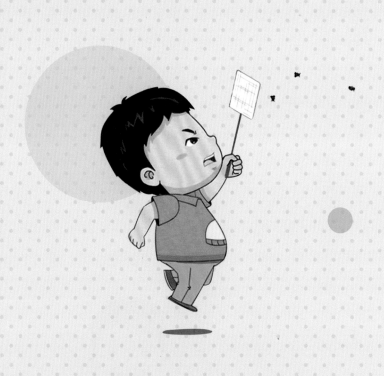

2

家庭如何预防
手足口病

儿童出现发热、出疹等相关症状要及时到医疗机构就诊。居家治疗的患儿应避免与其他儿童接触，以减少交叉感染；父母要及时对患儿的衣物进行晾晒或消毒，对患儿粪便及时进行消毒处理。

在手足口病流行期间，不宜带儿童到人群聚集、空气流通差的公共场所，并应避免接触患病儿童。居家应注意家庭成员饮食卫生、饮水卫生、个人卫生和环境卫生。

一、饮食卫生

1. 食物要新鲜、卫生，不吃未洗净的瓜果。

2. 食物要煮熟煮透，不吃生冷食物。

3. 不与他人共用餐具、饮具。

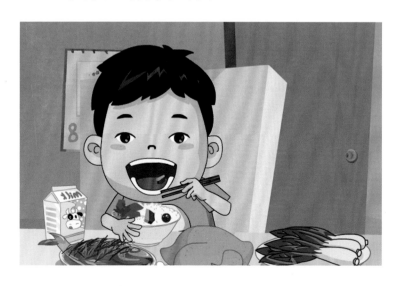

世界卫生组织安全制备食品的十个原则

（1）选择经过安全处理的食品。

（2）彻底加热食品。

（3）做好的食品要立即食用。

（4）妥善贮存熟食品。

（5）经过贮存的熟食品，食用前一定要彻底加热。

（6）避免生食与熟食接触。

（7）反复洗手。

（8）注意保持厨房用具表面的清洁。

（9）防止昆虫、鼠类和其他动物污染食品。

（10）使用符合卫生要求的饮用水。

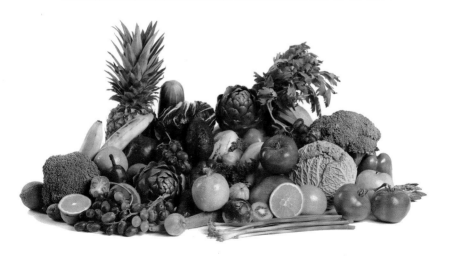

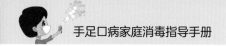

二、饮水卫生

1. 喝开水

白开水是最好的饮品，《中国居民膳食指南（2016）》推荐儿童每日饮水 1000 ~ 1500ml，在温和气候条件下生活的、轻身体活动水平的成年人每日最少饮水 1500 ~ 1700ml。在高温或身体活动水平增强的条件下，应适当增加饮水量。

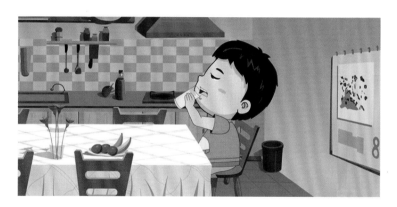

科学饮水五要五不要

（1）要适量饮水，不暴饮。

（2）要定时饮水，勿只口渴时饮水。

（3）要喝开水，不喝生水。

（4）要喝新鲜开水，不喝"陈水"。

（5）在大量出汗后要喝加盐温热水，不要喝冰水。

2. 饮水机消毒

饮水机如果长时间不清洗消毒，会沉积污垢，滋生细菌，产生霉斑，甚至严重危害身体健康。为避免饮水机造成桶装水二次污染，应定期清洗消毒，至少每三个月清洗消毒一次。

饮水机消毒的四个步骤

（1）拔掉电源

清洗消毒前一定要先拔掉饮水机电源，确保安全，避免触电。

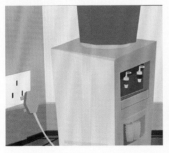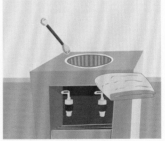

（2）清洗饮水机

先用无菌棉签或开水煮过的棉布擦拭、清洁储水罐内壁，然后擦拭外表面。接着，打开饮水机前面的冷热水龙头及后面的排污管，把饮水机里留存的水排空。

（3）消毒饮水机

在饮水机内胆中加入合适浓度的消毒剂，使其充盈整个腔体。为确认消毒剂充满整个腔体及管道，一定要打开饮水机前面的冷热水龙头及后面的排污管检查一下，前后都要有水流出。

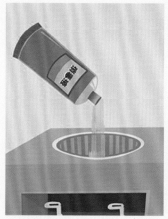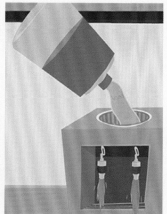

（4）冲洗饮水机

使消毒剂在饮水机内浸泡 60 分钟左右，然后打开饮水机前面的冷热水龙头及后面的排污管，放空消毒剂，用大量清水冲洗，以清除残留，保证饮水安全。

三、个人卫生

　　家庭成员应注意个人卫生，早晚洗脸、刷牙，勤洗头，勤洗澡，勤换衣，勤剪指（趾）甲，外出回家后应及时更衣。家庭成员个人卫生用品固定，尤其是儿童的毛巾、牙刷、水杯等个人用品专用，避免与其他人交叉使用。

　　肠道病毒大多存在于食品、水中，或者公共场所的物体表面，接触后，如果不注意手的卫生，就可能病从口入。因此，洗手是预防手足口病的重要措施，我们要勤洗手、洗净手。

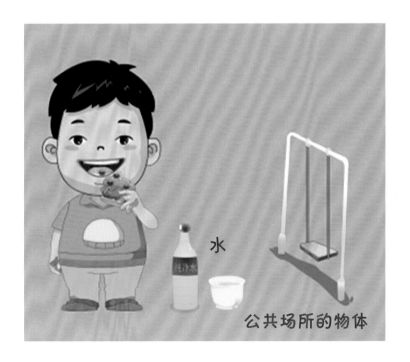

水

公共场所的物体

1. 你会洗手吗

　　首先，打开水龙头，在流动水冲洗下，充分淋湿双手；再取适量洗手液或香皂，将皂液涂抹均匀，认真揉搓双手，把双手的每个部位都洗干净；最后，用流动水把双手冲洗干净。

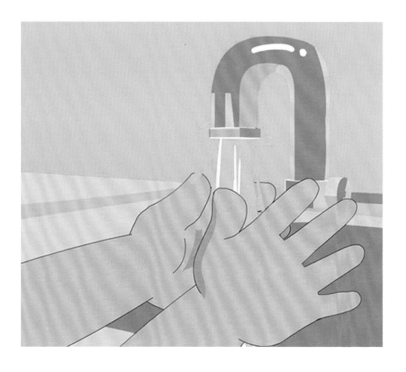

2. 洗手时机

　　（1）家庭成员回家后应及时洗手。

　　（2）婴幼儿看护人要勤洗手。在接触婴幼儿及其用品前、替幼童更换尿布前、处理粪便后均要洗手。

（3）在公共场所活动之后、饭前便后、外出回家后要及时洗手。

（4）接触动物后要及时洗手。

（5）接触钱币、电梯按钮、公共电话等公共设施后要及时洗手。

（6）在打喷嚏或咳嗽时，应用纸巾遮盖口鼻，避免飞沫污染他人。接触呼吸道分泌物后（如打喷嚏后）应立即洗手。

3. 六步洗手法

洗手时，应充分揉搓双手，洗去污垢。具体揉搓可分为六步，此方法可称为"六步洗手法"。

第一步，双手合十搓五下——掌心相对，手指并拢，相互揉搓。

第二步，双手交叉各五下——手心对手背沿指缝相互揉搓，交换进行。

第三步，十指交错搓五下——掌心相对，双手交叉指缝相互揉搓。

第四步，手指关节各五下——弯曲手指使关节在另一手掌心旋转揉搓，交换进行。

第五步，双手拇指各五下——右手握住左手大拇指旋转揉搓，交换进行。

第六步，双手指尖各五下——将五个手指尖并拢放在另一手掌心旋转揉搓，交换进行。

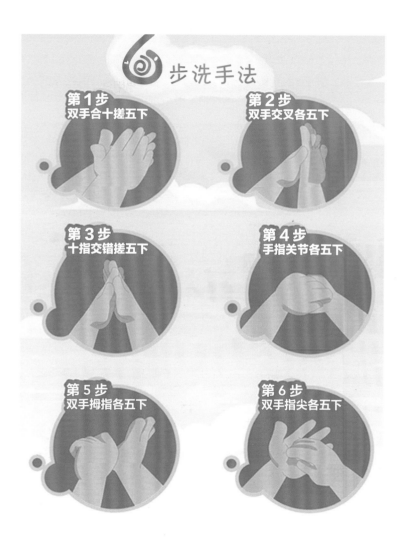

洗手注意事项

（1）用流动水洗手。

（2）清水不能彻底清除手上病菌，一定要用洗手液或肥皂认真洗手。

（3）洗手时，要注意指尖、指缝、指关节等部位，这些部分最容易藏污纳垢。

（4）洗净手后，用干净的个人专用毛巾或一次性纸巾擦干双手，避免用脏毛巾、衣襟擦手造成"二次污染"。

（5）定期对水龙头开关进行清洁、消毒。

（6）定期清洁肥皂盒，保持肥皂干燥，避免洗手液重复灌装。

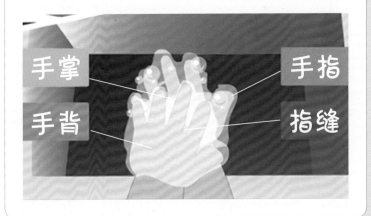

四、环境卫生

1. 勤通风

居室应注意开窗通风，保持空气的流通。每天至少通风两次，每次不少于 30 分钟。在外界温度适宜、空气质量较好、保障安全性的条件下，应采取持续开窗通风的方式。天气情况不允许自然通风时，可采用空调等机械通风措施或使用空气净化器改善室内空气质量。

正常情况下，开窗通风是改善室内空气质量的最佳方法。在室外空气质量较差时，应关闭门窗。安装、使用空气净化器对改善室内空气质量有一定效果，多功能复合型空气净化器对去除 PM2.5 较为有效。值得注意的是，在选择空气净化器时，应选择不产生臭氧及其他副产物的产品，使用中应定期更换过滤及吸附材料，防止二次污染。

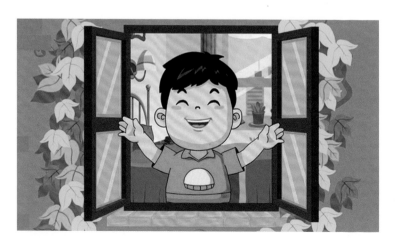

PM2.5 与雾霾

PM2.5 指的是空气动力学当量直径 ≤ 2.5μm 的颗粒物，又称为可入肺颗粒物或细颗粒物，是表征环境空气质量的主要污染物指标之一。人体暴露于 PM2.5 污染，会增加心血管疾病、呼吸系统疾病发病与死亡的风险。现在公众关注的雾霾主要是由大气中空气动力学当量直径 ≤ 2.5μm 的微小烟尘、粉尘以及硫酸盐、硝酸盐、铵盐、有机物等颗粒物以及水滴叠加形成的。出现雾霾时，空气往往较浑浊，有时呈灰色或黄色，甚至红色。

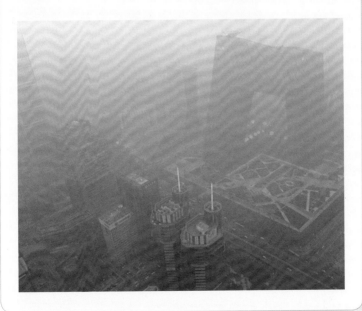

2. 空调应定期清洁消毒

空调可以调节房间的温度、湿度，满足人们对舒适的要求，已成为家庭必备家电。在使用一段时间后，空调的过滤网上会集聚大量的灰尘，散热片上也会积累大量的细菌和病毒，很容易对室内空气造成污染，损害人体健康。在空调使用期间，应做到至少每月清洁、消毒一次。在对空调进行清洁、消毒时，要使用专用的空调清洁消毒剂，不要随意使用用于日常消毒衣物和家用器皿的消毒剂，以免损坏空调。

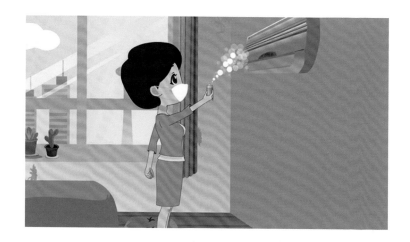

（1）清洁空调前的准备工作

1）开窗通风

清洗空调时，会产生大量灰尘和空调清洗剂的气雾颗粒，为了尽快把这些污染物排出室外，我们要提前打开窗户。

2）覆盖位于空调下面和附近的物品

在清洗和消毒的过程中，可能会有液体或固体物质坠落下来，掉到其他物品上，导致污染或损坏。我们可以用报纸一类的东西覆盖在这些物品上面。

（2）空调清洁消毒的六个步骤

1）拔掉电源

空调的清洁消毒要在断电的状态下进行，以免触电。

2）戴口罩

为了防止在清理空调过程中吸入大量尘埃和细菌，一定要戴上口罩。

3）清洁外表面

用干净的湿抹布清理空调的外表面，尤其是壁挂式空调的顶部。

4）拆除过滤网

取出过滤网后，最好用流动的水冲洗过滤网的背面（面对空调机芯的一面），同时用刷子轻刷过滤网的另一侧，将附着在过滤网上的灰尘彻底清除掉。清洗干净后，用洁净的布擦干，放在通风干净的地方风干。

5）清洁消毒散热片

使用市售的空调清洁消毒剂，对准空调机的散热片，距离5cm左右，上下移动，从一侧到另一侧，均匀全面地进行喷射，具体操作方法可以参照空调清洁消毒剂的使用说明书。

6）组装并开机运行

喷洒消毒剂一段时间后（一般 15 分钟左右），安装上风干后的过滤网，组装完成后插上电源，运行 20 分钟左右，消毒剂混合着污物就会被排出室外。

3. 勤蒸煮

（1）婴儿奶嘴、奶瓶应煮沸消毒 20 分钟后使用。

（2）毛巾使用前，应煮沸或蒸汽消毒 10～15 分钟。

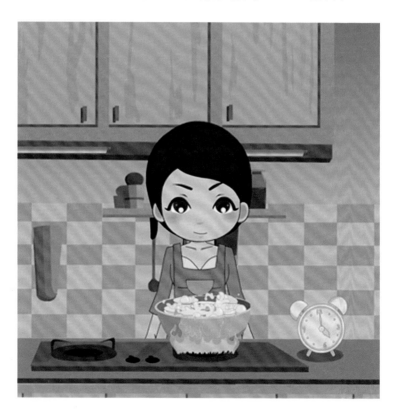

> ### 蒸煮注意事项
>
> （1）从水开始沸腾或有蒸汽产生时开始计时，中途若再加入物品，需重新计时。
>
> （2）采用煮沸消毒时，待消毒物品要完全浸没在水面下。
>
> （3）采用蒸汽消毒时，物品应疏松放置，彼此之间留有空隙。

4. 勤擦拭

（1）家庭地面和桌、椅、床、柜、门把手等各种物体表面应做好卫生清洁。

（2）儿童玩具定期清洗、擦拭，避免与其他儿童相互交换玩具。

（3）有客来访后，对相关物品进行清洁处理，必要时进行消毒。

5. 勤曝晒

（1）不能湿式擦拭、清洗的玩具、图书，每两周应至少通风晾晒一次，曝晒时不得相互叠夹，曝晒时间不低于 6 小时。

（2）勤晒床上用品。

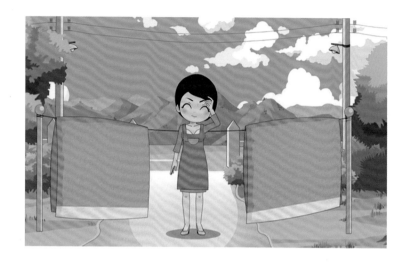

6. 勤清洗、勤更换

（1）抹布、墩布

抹布、墩布应分区使用，勤清洗、更换。使用后，应用洗涤剂清洗干净，置阳光下曝晒干燥。曝晒时不得相互叠夹。曝晒时间不低于 6 小时。清洗干净后也可使用 250～400mg/L 有效氯含氯消毒剂溶液浸泡消毒 20 分钟。消毒时应将抹布全部浸没在消毒液中，消毒后用清水将残留消毒剂冲净后控干或晾干存放。

（2）其他日常清洁用品

如钢丝球、洗碗巾等，每次使用后要清洗干净，干燥保存，并定期更换。

（3）幼儿便盆

每次使用后应及时冲洗干净，干燥保存。

有效氯

有效氯不是指含氯消毒剂中氯的含量，而是指消毒剂的氧化能力相当于多少氯的氧化能力，其含量用 mg/L 或 % 浓度表示。有效氯能反映含氯消毒剂氧化能力的大小。有效氯越高，消毒剂消毒能力越强，反之，消毒能力就越弱。

五、灭蝇灭蟑

苍蝇、蟑螂等病媒生物携带细菌、病毒，是肠道传染病传播中的重要环节。家庭病媒生物防制应注意标本兼治，在搞好环境卫生的基础上，做好物理方法和化学方法相结合的综合防制。

卫生杀虫剂按杀灭虫种分为杀虫气雾剂、杀飞虫气雾剂和杀爬虫气雾剂。杀灭苍蝇等飞虫时，应空间喷洒或对准飞虫直接喷雾；杀灭蟑螂等爬虫时，应对准爬虫或其藏身场所直接喷雾。使用卫生杀虫剂应注意个人防护及安全操作。

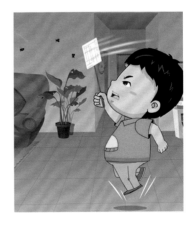

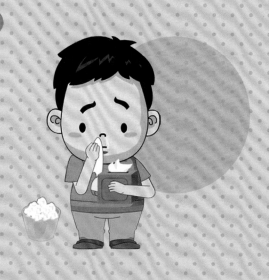

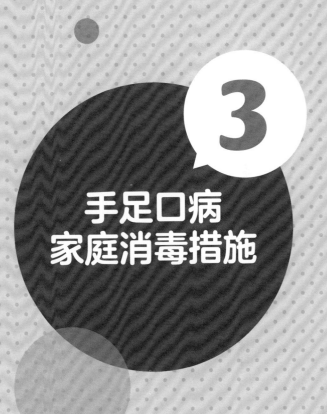

3

手足口病
家庭消毒措施

当家庭出现手足口病患儿时，应及时就医，并遵医嘱采取居家或住院方式进行治疗。家长或监护人应在社区医生的指导下，密切关注患儿的病情变化，如发现神经系统、呼吸系统、循环系统等相关症状，应立即送医院就诊。同时，要尽量避免与其他儿童接触。

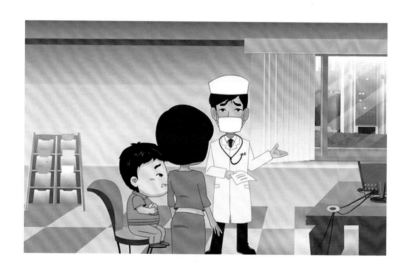

此外，家长应及时对被患儿污染的物品和场所进行消毒处理。消毒的对象包括：住室空气，住室地面、墙壁，桌、椅等家具台面，门把手，患儿奶嘴、奶瓶、餐饮具、衣服、被褥等生活用品，学习用品，玩具，分泌物或排泄物（粪便、疱疹液等），厕所、卫生间，垃圾，污水等。

本手册中的消毒方法参照 2010 年 5 月北京市疾病预防控制中心下发的《北京市手足口病预防控制工作手册》中"手足

口病疫源地消毒指南"部分，其他消毒剂的使用方法参考产品说明书。

一、消毒原则

1. 消毒范围和对象

以病原体可能污染的范围为依据确定消毒范围和对象，一般不必对室外环境开展大面积消毒，防止过度消毒现象的发生。

2. 消毒持续时间

以手足口病流行情况和病原体监测结果为依据确定消毒的持续时间。

3. 消毒方法的选择

首选物理消毒方法，如煮沸或蒸汽消毒、开窗通风、日晒等。若使用化学消毒方法，应选择中效或高效消毒剂如含氯（溴）消毒剂、碘伏、过氧乙酸、过氧化氢、二氧化氯等进行消毒，并尽量避免破坏消毒对象的使用价值和造成环境污染。

4. 消毒与其他传染病控制措施相配合

搞好饮用水、污水、食品的消毒及卫生管理，搞好环境卫生及粪便无害化管理。必要时灭蝇、灭蚤、灭蟑螂后再消毒处理。加强易感人群的保护。

二、常见污染对象的消毒方法

1. 奶瓶和餐饮具

　　患儿的奶瓶、奶嘴应在充分清洗并煮沸消毒 20 分钟后使用。餐饮具每天应煮沸消毒 20 分钟或用二星级以上的消毒碗柜消毒。

　　消毒碗柜消毒效果等级划分：消毒柜的正面位置应标有消毒柜消毒等级，用以提示不同的消毒效果。二星级消毒柜（室）用消毒星级"＊＊"标示，并且在中间有一个英文"D"字样。

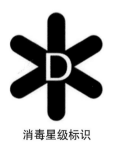

消毒星级标识

2. 室内空气

　　应注意开窗通风，保持室内空气流通。每日通风 2～3 次，每次不少于 30 分钟。

3. 地面、墙壁

对污染地面、墙壁用 1000mg/L 有效氯含氯消毒剂溶液擦拭消毒，持续 15 分钟，以湿润为准。

地面消毒先由外向内擦拭一次。待室内消毒完毕后，再由内向外重复擦拭一次。

以上消毒处理，持续时间应不少于 15 分钟。之后用清水将残留消毒剂去除。

4. 物体表面

家庭需消毒的物体表面包括桌面、床围栏、家具表面、电话、遥控器、门把手、水龙头等。对物体表面用 500mg/L 有效氯含氯消毒剂溶液擦拭或喷洒消毒，作用 15 分钟，之后用清水去除残留消毒剂。

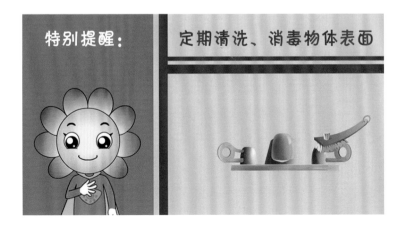

特别提醒： 定期清洗、消毒物体表面

5. 玩具、学习用品

将患儿接触过的玩具、学习用品用 500mg/L 有效氯含氯消毒剂溶液擦拭或浸泡，15 分钟后用清水擦拭、冲洗干净。

6. 衣物、被褥等织物

患儿的衣服、被褥需要单独清洗，用 70℃以上热水浸泡 30 分钟。患儿所用毛巾、擦手巾、尿布等每次清洗后应煮沸 10～15 分钟。

7. 污染物

（1）患者的排泄物、呕吐物等最好用固定容器盛放。

（2）对于稀薄的排泄物、呕吐物，每 1000ml 可加漂白粉 50g 或 20 000mg/L 有效氯含氯消毒剂溶液 2000ml，搅匀放置 2 小时。

（3）成形粪便不能用干漂白粉消毒，可用 20% 漂白粉乳剂（含有效氯 5%），或 50 000mg/L 有效氯含氯消毒剂溶液 2 份加于 1 份粪便中，混匀后，放置 2 小时。

（4）盛排泄物或呕吐物的容器可用 5000mg/L 有效氯含氯消毒剂溶液浸泡 15 分钟，浸泡时，消毒液要漫过容器。之后用清水将残留消毒剂去除。

（5）对于被排泄物、呕吐物等污染的地面，用漂白粉或生石灰覆盖，60 分钟后清理。

8. 手

看护人在给患儿换尿片、处理粪便，或直接接触患儿分泌物、皮肤疱疹前后要按"六步洗手法"洗手，或进行手消毒。

手的消毒可用 0.5% 碘伏溶液作用 2～3 分钟后，再用清水冲洗干净。

9. 厕所、卫生间

（1）患儿使用便盆、便池、坐便器后，先投入 50g 漂白粉，作用 60 分钟后再冲水。

（2）坐便器表面用 5000mg/L 含氯消毒剂溶液擦拭消毒，作用 15 分钟。之后用清水去除残留消毒剂。

（3）厕所、卫生间使用的拖把采用 1000mg/L 含氯消毒剂溶液浸泡 15 分钟后再用清水清洗，厕所、卫生间的拖把应专用。

10. 垃圾

病家产生的垃圾，如擤鼻涕的卫生纸、患儿剩饭菜等需要消毒。可燃物质尽量焚烧，也可喷洒 10 000mg/L 有效氯含氯消毒剂溶液，作用 60 分钟后收集并进行无害化处理。

11. 污水

污水每升加 4g 漂白粉或 2 片消毒泡腾片搅匀，作用 60 分钟。

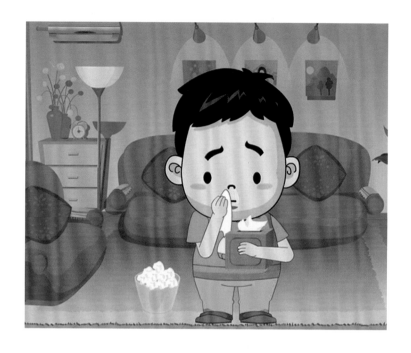

三、消毒液的配制方法

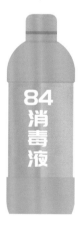 含氯消毒剂，如 84 消毒液、消毒泡腾片、漂白粉等，是家庭常用的消毒剂。

1. 84 消毒液

84 消毒液是一种以次氯酸钠为主要成分的高效消毒剂，有效氯含量为 5% 左右，即 50 000mg/L。通过稀释比例的不同可以配制不同浓度的消毒液，如配制成 250mg/L 的消

毒液，就按照 1 份消毒液兑 200 份水配制；如配制 500mg/L
的消毒液，就按照 1 份消毒液兑 100 份水配制；如配制
1000mg/L 的消毒液，就按照 1 份消毒液兑 50 份水配制，以
此类推。注意应将消毒液与清水充分混匀后再使用。

2. 含氯消毒片

含氯消毒片是以二氯异氰尿酸钠或三氯异氰尿酸（等）为
主要有效成分的消毒剂，多数商品的外包装上会注明每片消
毒片的有效氯含量，一般有 250mg 和 500mg 两种规格，配
制使用前需要认真查看。

如每片有效氯含量是 250mg，则配制 250mg/L 的消毒
液，需 1L 水中放 1 片；配制 500mg/L 的消毒液，需 1L 水中
放 2 片；配制 1000mg/L 的消毒液，需 1L 水中放 4 片，以此
类推。

如每片有效氯含量是 500mg，则配制 250mg/L 的消毒
液，需 2L 水中放 1 片；

配制 500mg/L 的
消毒液，需 1L 水
中放 1 片；配制
1000mg/L 的消毒
液，需 1L 水中放
2 片，以此类推。

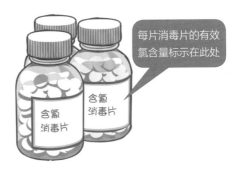

每片消毒片的有效
氯含量标示在此处

含氯
消毒片

含氯
消毒片

> **注意事项**
>
> ....
>
> **含氯消毒片应在水里充分溶解并混匀后使用。**

四、含氯消毒剂使用注意事项

1. 消费者选购洗涤及消毒用品，要通过正规渠道，在商场、超市等场所购买。

2. 在有效期内使用消毒产品，并按照产品说明书使用。

3. 配制及使用消毒液时，注意个人防护，必要时应戴口罩、手套等防护用品。

4. 84消毒液不能与洁厕灵一起使用。洁厕灵的主要成分是盐酸，盐酸与84消毒液的次氯酸钠发生反应，会释放氯气，易导致中毒。

5. 一般消毒剂具有毒性、腐蚀性、刺激性。消毒剂仅用于手、皮肤、物体及外环境的消毒处理，切忌内服。消毒剂应放置在儿童不易触及的地方。

6. 粉剂（如漂白粉）应于阴凉处避光、防潮、密封保存；水剂应于阴凉处避光、密闭保存。所需溶液应现配现用，在24小时内使用。

7. 含氯消毒剂对织物有腐蚀和漂白作用，不宜用于有色织物的消毒。未加防锈剂的含氯消毒剂对金属有腐蚀性，不应用于金属制品的消毒。

8. 消毒之后，须用清水擦拭或冲净残留消毒剂，以免对人体造成伤害。

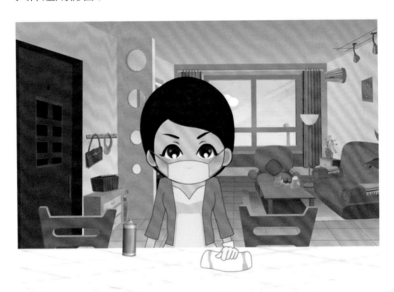

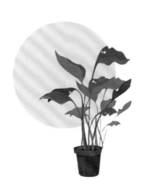